BEI GRIN MACHT SICH IHR WISSEN BEZAHLT

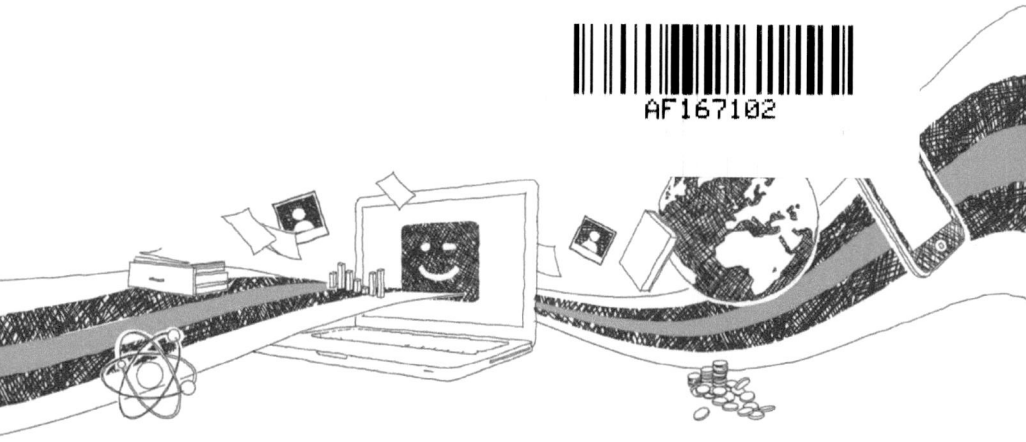

- Wir veröffentlichen Ihre Hausarbeit,
  Bachelor- und Masterarbeit

- Ihr eigenes eBook und Buch -
  weltweit in allen wichtigen Shops

- Verdienen Sie an jedem Verkauf

Jetzt bei www.GRIN.com hochladen
und kostenlos publizieren

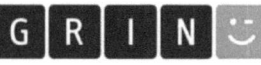

Bibliografische Information der Deutschen Nationalbibliothek:

Die Deutsche Bibliothek verzeichnet diese Publikation in der Deutschen National-
bibliografie; detaillierte bibliografische Daten sind im Internet über http://dnb.d-
nb.de/ abrufbar.

Impressum:

Copyright © 2020 GRIN Verlag
Druck und Bindung: Books on Demand GmbH, Norderstedt Germany
ISBN: 9783346166760

Dieses Buch bei GRIN:

https://www.grin.com/document/540899

Markus Hieber

Analyse der Rahmenpläne für die generalistische Pflegeausbildung in Hinblick auf Interprofessionalität

GRIN Verlag

GRIN - Your knowledge has value

Der GRIN Verlag publiziert seit 1998 wissenschaftliche Arbeiten von Studenten, Hochschullehrern und anderen Akademikern als eBook und gedrucktes Buch. Die Verlagswebsite www.grin.com ist die ideale Plattform zur Veröffentlichung von Hausarbeiten, Abschlussarbeiten, wissenschaftlichen Aufsätzen, Dissertationen und Fachbüchern.

Besuchen Sie uns im Internet:

http://www.grin.com/

http://www.facebook.com/grincom

http://www.twitter.com/grin_com

Charité – Universitätsmedizin Berlin

CC1 – Human- und Gesundheitswissenschaften

Masterstudiengang Health Professions Education

Bezeichnung des Leistungsnachweises:

Schriftliche Studienarbeit

Modul 10: Curriculumentwicklung und Bildungsplanung

Schriftliche Studienarbeit zum Thema:

Analyse der Rahmenpläne für die generalistische Pflegeausbildung
(„Rahmenpläne der Fachkommission nach § 53 PflBG 1. August 2019")
mit besonderem Hinblick auf Interprofessionalität

Zeitraum: WS 2019/2020

Semester: 3. Fachsemester

Ort: Charité Berlin

Abgabedatum in digitaler Form: 5. März 2020

Vorgelegt von:

Diplom-Pflegewirt (FH) Markus Hieber, M. A.

Zusammenfassung

Im August 2019 erschienen gemäß § 53 des Pflegeberufegesetzes die bundesweit geltenden Rahmenpläne (RP), die einen empfehlenden Charakter haben und den Anspruch verfolgen, die Pflegeausbildung bundeseinheitlich zu gestalten. Die RP wurden von einer elfköpfigen Fachkommission (FK) erarbeitet, deren Mitglieder sich zuvor als Expert/innen auf pflegewissenschaftlichem, pflegepädagogischem und/oder pflegefachlichem Gebiet einen Namen gemacht haben. Der RP wurde von der Expertenarbeitsgruppe ehrenamtlich mit einem enormen Arbeitspensum innerhalb von einem halben Jahr erarbeitet, was weder der Arbeitsgruppe, noch dem Produkt gutgetan hat, denn der Text wirkt wie mit der heißen Nadel gestrickt, enthält Wiederholungen, lässt wichtige Fragen der konkreten Umsetzung offen, ist unsorgfältig editiert und uneinheitlich layoutet, dazu auch noch unübersichtlich. Die Auflistungen von Kompetenzen, die aus der Pflegeausbildungs- und Prüfungsverordnung wörtlich übernommen wurden, sind schwer zu lesen, weil sie weniger sinnstiftend, sondern programmatisch sind. Der Kompetenzbegriff wirkt überstrapaziert und eigentliche Lernziele wurden zu „Kompetenzen" umdefiniert. Dabei besteht das Dilemma, dass die Regulierung der beruflichen Bildung in der föderalen Struktur der BRD Ländersache ist und bereits auf die bundesweit gültigen RP landesweite RP gefolgt sind, allerdings zum Teil noch in der Entwurfsfassung. Die FK möchte bundesweite Einheitlichkeit und Länderhoheit zugleich, was ein Widerspruch in sich ist. Die RP sollen zugleich nur eine Empfehlung sein, aber auch ein Standard, den man nicht ignorieren kann. Didaktische Kernstücke der RP sind die Kompetenzorientierung, die „Entwicklungslogik" bei einem spiralförmigen Curriculum, damit eng verbunden die Handlungsorientierung als Sonderform der Situationsorientierung, der Pflegeprozess als Grundstruktur und die vorbehaltenen Tätigkeiten. Der theoretische und praktische Unterricht ist in elf curriculare Einheiten unterteilt. Im dritten Ausbildungsdrittel erfolgt eine Spezialisierung zur Pflegefachperson, zum/zur Gesundheits- und Kinderkrankenpfleger/in oder zum/zur Altenpfleger/in, was sich auch in den Varianten der curricularen Einheiten wiederspiegelt. Die praktischen Einsätze sind unterteilt in einen Orientierungseinsatz, in Pflichteinsätzen und einen Vertiefungseinsatz. Interprofessionalität ist in der Pflege immer schon ein großes Thema gewesen. Die RP thematisieren die Rolle des Pflegeschülers im interprofessionellen Team, zeigen die Potenziale, aber auch die Probleme der Interprofessionalität auf und weisen darauf hin, wie man Konflikte in der interprofessionellen Zusammenarbeit lösen kann. Empfehlung für die Erstellung weiterer Auflagen der RP wäre eine Abstimmung mit anderen Gesundheitsprofessionen und deren RP, im besten Fall gemeinsame Ausbildungsveranstaltungen für verschiedene Professionen.

Inhalt

Abkürzungsverzeichnis

a. a. O.	am angegebenen Ort
AD	Ausbildungsdrittel
BBIG	Berufsbildungsgesetz
Bd.	Band
BGBl.	Bundesgesetzblatt
Bibliograph.	Bibliographisches
BMFSFJ	Bundesministerium für Familie, Senioren, Frauen und Jugend
BMG	Bundesministerium für Gesundheit
BRD	Bundesrepublik Deutschland
BTU Cottbus	Brandenburgische Technische Universität Cottbus-Senftenberg
CC1	CharitéCentrum 1
CE	curriculare Einheit
CH	Confoederatio Helvetica, lateinischer Name der Schweizerischen Eidgenossenschaft
com	Commercial („geschäftlich"), eine Top-Level-Domain für Unternehmen
d.	des
de	die Top-Level-Domain von Deutschland
DNQP	Deutsches Netzwerk für Qualitätsentwicklung in der Pflege
Dr. phil.	Doktor der Philosophie
et al.	und andere
etc.	et cetera = und so weiter
f.	folgende
FK	Fachkommission
FH	Fernhochschule
Hrsg.	Herausgeber
https	Hypertext Transfer Protocol Secure
Inst.	Institut
IPP	Institut für psychologische Psychotherapieausbildung
Lexikonred.	Lexikonredaktion

M. A.	Magister Artium
NEKSA	Neu kreieren statt addieren
pdf	Portable Document Format
PflAFinV	Pflegeberufe-Ausbildungsfinanzierungsverordnung
PflAPrV	Ausbildungs- und Prüfungsverordnung für die Pflegeberufe (Pflegeberufe-Ausbildungs- und -Prüfungsverordnung)
PflBG	Pflegeberufegesetz
RP	Rahmenpläne
S.	Seite
Std.	Stunden
Tab.	Tabelle
uni	Universität
vgl.	vergleiche
WHO	World Health Organisation
WP	Working Paper
WS	Wintersemester
www	World Wide Web
z. B.	zum Beispiel
zit. n.	zitiert nach

Tabellenverzeichnis

1. Analyse des Ordnungsmittels „Rahmenpläne der Fachkommission nach § 53 PflBG (2019)"

1.1 Formale Gestaltung

Die erste Seite der Rahmenpläne der Fachkommission (FK) nach § 53 PflBG (im Folgenden RP genannt) enthält den Titel und den Untertitel der RP. Das ist also das, was der/die Leser/in als erstes sieht, wenn er/sie das Dokument aufruft. Er/sie suchte wahrscheinlich mit Hilfe einer Internet-Suchmaschine nach den Rahmenplänen für die generalistische Pflegeausbildung und landete auf diesem PDF-Dokument; aber auf der Titelseite findet sich weder das Wort „Generalistik", noch das Wort „Pflege", dafür dann aber Formulierungen, die auch auf Dutzenden von anderen RP ganz anderer Professionen vorfindbar sein könnten. Einzig alleine eine für den Rechtsunkundigen kryptische Abkürzung „PflBG" gibt einen Hinweis, um was es eigentlich gehen könnte, wobei der Paragraph 53 § des besagten Gesetzes weder allen Pflegenden, noch allen Pflegedozenten geläufig sein wird. Wird die erste Seite der RP aufgeschlagen, ist also erst mal Irritation da und die Frage, ob man wirklich den richtigen Hyperlink erwischt hat.

Die RP sind in fünf Teile untergliedert:

Teil	Bezeichnung	Seite	Seitenanzahl
I	„Apparat" also Titel, Wiederholung des Titels & Autorenverzeichnis („Impressum"), Inhaltsverzeichnis, Tabellenverzeichnis	1 - 4	4
II	„Begründungsrahmen" (Programmatische Einleitung)	5 - 31	27
III	Rahmenlehrpläne für den theoretischen und praktischen Unterricht	32 - 244	213
IV	Rahmenausbildungspläne für die praktische Ausbildung	245 - 321	77
V	Anlagen („Nachweisdokumente, welche sich auf die Anlagen 6 und 7 der PflAPrV beziehen")	322 - 324	3

Tab. 1: Aufteilung der RP in fünf Teile

Anhand von Tabelle 1 ist deutlich erkennbar, dass die RP die Priorität bei den Vorschlägen zu den Schulcurricula setzen. Der Begründungsrahmen ist mit 27 Seiten hingegen sehr knapp gehalten. Die RP für den theoretischen und praktischen Unterricht sind dreimal so umfangreich wie die RP für die praktische Ausbildung. Das mag zwei Gründe haben:

I. Der Lerngehalt der praktischen Einsätze ist schwerer planbar, weil nie gewiss sein wird, welchen Krankheitsbildern und Situationen die Schüler/innen im Setting begegnen werden.

II. Durch die enge Verzahnung von schulischem und praktischem Teil der Ausbildung wird schon im theoretischen und praktischen Unterricht vieles vorweggenommen, was der Schüler dann im folgenden praktischen Einsatz in realitas erlebt.

Apparat und Anlagen sind naturgemäß kurz.

Die RP sind so ausführlich, wie nie zuvor RP in der Pflege in Deutschland waren. Die Berliner Handreichung für Altenpflege umfasst gerade mal 16 Seiten; die RP wurden auf 324 Seiten ausgebreitet. Hintergrund ist das Bestreben, durch besonders präzise Vorgaben die Ausbildung in der BRD vergleichbar zu gestalten, so dass kein Unterschied je nach Einrichtung, Schule oder Bundesland entsteht[1].

Allerdings ist der große Umfang der RP auch dem Umstand geschuldet ist, dass hinsichtlich drei verschiedener Spezialisierungen im dritten Ausbildungsdrittel auch einige curriculare Einheiten in jeweils drei verschiedenen Varianten vorliegen. Dies führt zu einer nicht unerheblichen Redundanz, da die Variationen ein und derselben CE, mal für die Ausbildung zur Pflegefachperson, mal für die Ausbildung zum Gesundheits- und Kinderkrankenpfleger und mal für die Ausbildung zum Altenpfleger sehr ähnlich formuliert sind.

Jeder Teil des Textes wird durch einen Zwischentitel eingeleitet. Auf die Seiten mit den Zwischentiteln folgt jeweils ein Inhaltsverzeichnis. Es gibt also drei Inhaltsverzeichnisse:

- I. Inhaltsverzeichnis: Aufbau des gesamten Textes: Seite 3.
- II. Inhaltsverzeichnis: Aufbau der Rahmenlehrpläne für den theoretischen und praktischen Unterricht: Seite 33.
- III. Inhaltsverzeichnis: Aufbau des Rahmenausbildungsplans für die praktische Ausbildung: Seite 246.

---

[1] So wurde in einem Vortrag auf der Fachtagung „Leinen los – Auf in die neue Pflegeausbildung" am 27. Februar an der BTU Cottbus-Senftenberg begründet, warum die Rahmenpläne auf Bundesebene verfasst wurden.

Bei Farbcodierungen ist z. B. an farbliche Unterlegungen einer Tabelle oder Farbstreifen am Rand zu denken, so dass man schon im Buchschnitt (Kopf-, Vorder- oder Fußschnitt) erkennen kann, wo sich welcher Teil des Textes befindet. Eine Farbcodierung ist weitgehend nicht vorhanden, würde die Arbeit mit den RP aber massiv erleichtern. Ausnahme bilden lediglich folgende „farblichen" Hervorhebungen:

- Die Schrift sämtlicher Titel, Zwischentitel, Kapitelüberschriften ist dunkelblau und Namen der Mitglieder der FK erscheinen ebenfalls in dunkelblauer Farbe.
- Die oberste Zeile einer curricularen Einheit (CE) ist dunkelgrau hinterlegt. Diese Zeile enthält die Nummer und den Titel der curricularen Einheit sowie die Anlage der Pflegeausbildungs- und Prüfungsverordnung, die für diese CE relevant ist; das der Titel der CE hier noch mal auftaucht, erstaunt, da er schon in der Kapitelüberschrift enthalten ist.
- Die zweite, folgende Zeile einer CE wurde hellgrau hinterlegt (Information dazu, in welchem Ausbildungsdrittel die CE stattfindet und wie viele Stunden die CE umfasst).

Die curricularen Einheiten, die in den RP für den theoretischen und praktischen Unterricht beschrieben werden, sind in Tabellenform gehalten, mal ein-, mal zweispaltig, wobei es für eine einspaltige Tabelle keinen erkennbaren Grund gibt und hier die Linien der Tabelle einzig und alleine einen Rahmen für den Text bilden. Geht es aber um die Situationsmerkmale und Inhalte einer curricularen Einheit, ergibt eine Tabellenstruktur Sinn; in der linken Spalte befinden sich dann die Situationsmerkmale, in der rechten Spalte die Inhalte.

Der Rahmenausbildungsplan enthält keine Tabellen und ist in reiner Textform gehalten. Für das gesamte Dokument wurde die serifenlose Schriftart „Arial" gewählt, die in Größen 11 (Standardtext), 12 (Überschriften der curricularen Einheiten) 28 (Untertitel auf dem Titelblatt), 32 (Zwischentitel) und 36 (Titel) erscheint. Der Abstand zwischen den Zeilen ist uneinheitlich und variiert von 1,13 (Teil III) bis 1,5 (Teil II).

Teil II, IV und V sind in Blocksatz gehalten, Teil I teilweise mittig, teilweise Flattersatz, teilweise Blocksatz; Teil III ist in tabellarischer Form gehalten und daher im Flattersatz gesetzt worden.

Grundsätzlich gilt, dass bei einem Kurzbeleg im Text auch die Seitenzahl genannt wird (vgl. Poenicke 1988: 141 f.), weil sonst der Leser bei der Suche des Zitats in der Originalquelle sehr lange suchen müsste. Die Kurzbelege in den RP sind uneinheitlich und enthalten mal eine Seitenzahl, mal nicht: Zum Beispiel wird auf Seite 11 bei dem Verweis auf Reetz und Seyd

2006 sowie Kaiser 1985 keine Seitenzahl genannt. Anders wird auf Seite 5 vorgegangen, da bei der Quellangabe zum Text von Igl durchaus eine Seitenzahl erwähnt wird.

Das Literaturverzeichnis führt ohne weitere Unterteilung Ordnungsmittel, graue Literatur, Monographien, digitale Dokumente und Buchkapitel auf. Nachnamen sind in Kapitälchen gesetzt; Vornamen werden mit Punkt abgekürzt; Hyperlinks wurden nicht entfernt; Verlagsangaben wurden konsequent weggelassen. Das Literaturverzeichnis listet nicht sämtliche Literatur, auf die im „Begründungsrahmen" Bezug genommen wird; eine Fußnote auf Seite 15 enthält Literaturangaben, die aber im Literaturverzeichnis nicht wiederaufgenommen werden. Bei eines in dieser Fußnote genannten Werke wird ausnahmsweise der Verlag genannt.

Dafür, dass alle Mitglieder der FK einen pädagogischen Hintergrund haben und mit didaktischen Konzepten vertraut sind, ist das vorliegende Dokument erstaunlich unübersichtlich strukturiert und visuell nicht unmittelbar eingängig. Der Nutzer möchte beim Aufschlagen eines Dokuments dieserart sofort intuitiv einen Eindruck erhalten, wie er sich darin zurechtfinden kann. Sollte es eine Neuauflage dieser RP geben, sollte man sich unbedingt etwas ausdenken, um es eingängiger zu gestalten; Farben, Formen, Grafiken, Symbole, Icons oder bunte Registertrennblätter; immerhin sind die RP ein Arbeitsdokument, das von den Lehrer/innen und Praxisanleiter/innen, die sich damit befassen müssen, oft in die Hand genommen wird. Zusätzliche Orientierung würde ein Stichwortverzeichnis liefern. Da es sich um ein PDF-Dokument handelt, kann man bei der Stichwortsuche freilich die Suchfunktion des „Acrobat Readers" oder einer anderen Software zum Anzeigen von PDF-Dateien nutzen; doch dann kann der Leser den Text nur am PC verwenden.

1.2 Aussagen zum Entstehungsprozess der RP

In den RP wird der Entstehungsprozess erläutert und auf das ihnen zu Grunde liegende PflBG verwiesen (vgl. FK 2019, S. 5). In §53 PflBG wird bestimmt: „Zur Erarbeitung eines Rahmenlehrplans und eines Rahmenausbildungsplans für die Pflegeausbildung nach Teil 2 sowie zur Wahrnehmung der weiteren ihr nach diesem Gesetz zugewiesenen Aufgaben wird eine Fachkommission eingerichtet. (…) Die Fachkommission besteht aus pflegefachlich, pflegepädagogisch und pflegewissenschaftlich für die Aufgaben nach Absatz 1 ausgewiesenen Expertinnen und Experten. Sie wird vom Bundesministerium für Familie, Senioren, Frauen und Jugend und vom Bundesministerium für Gesundheit für die Dauer von jeweils fünf Jahren eingesetzt. Die Berufung der Mitglieder erfolgt durch das Bundesministerium für Familie, Senioren,

Frauen und Jugend und das Bundesministerium für Gesundheit im Benehmen mit den Ländern."

Wie aber die beiden genannten Bundesministerien „im Benehmen mit den Ländern" bei der Einsetzung und Berufung der FK vorgegangen sind, bleibt im Dunkeln. Bei Texten von Experten ist es üblich, die Expertise dieser Personen, also wesentliche Etappen ihrer Lebensläufe anzuführen, damit nachvollziehbar ist, wieso sie eigentlich Mitglieder des illustren Autorenteams geworden sind. Als Vorbild können hier die Expertenstandards des Deutschen Netzwerk für Qualitätsentwicklung in der Pflege dienen, in denen der berufliche Werdegang jedes Experten mit einem Mehrzeiler gewürdigt wird. Im Impressum der RP auf Seite 2 sind zwar alle elf Mitglieder der FK mit Titel, Vor- und Zunamen, Wohnort und ggf. Funktion innerhalb der Kommission aufgeführt, aber erst durch Internetrecherche kann man mehr oder weniger ausführlich erfahren, welche Expertise die Mitglieder der FK vorzuweisen haben.[2] Fünf der sechs Expert/innen haben Expertise auf dem pflegefachlichen, pflegepädagogischen **und** pflegegewissenschaftlichen Gebiet; die sechs anderen verfügen aber „nur" über besonderes Fachwissen in zwei der drei genannten Bereiche.

Die FK hat im Dezember mit der Erarbeitung der RP begonnen und nur sechs Monate dafür gebraucht (vgl. FK 2019, S. 5). Die Zusammenarbeit wird wie folgt beschrieben: „In acht zweitägigen Kommissionssitzungen sowie in zwischenzeitlichen intensiven Arbeitsphasen in kleineren Arbeitsgruppen haben die Kommissionsmitglieder alle konzeptionellen Fragen gemeinsam diskutiert und konsensorientiert entschieden. Sämtliche Zwischenergebnisse wurden trotz des engen Zeitplans mehrfach in der Kommission abgestimmt und weiterentwickelt. In die Beratungsprozesse gingen auch die zahlreichen Stellungnahmen und Vorschläge ein, die an die FK während des Entwicklungsprozesses der RP von unterschiedlichen Seiten herangetragen worden sind." (FK 2019, S. 6). Vertreter der beiden auftraggebenden Ministerien haben beratend an den Sitzungen der FK teilgenommen (vgl. FK 2019, S. 6). Eine Geschäftsstelle des Bundesinstitutes für Berufsbildung hat die FK verwaltungstechnisch unterstützt (vgl. FK 2019, S. 6). In § 53 PflBG ist bestimmt worden, dass den Entwurf für die RP erstmals bis zum 1. Juli 2019 dem BMG und dem BMFSFJ vorlegen soll, damit dort die Vereinbarkeit mit dem

---

[2] Auf der NEKSA-Fachtagung „Leinen los" scherzte die Vorsitzende der Fachkommission Prof. Hundeborn, dass sie nun „Immi" (= integrierter Zugezogener) in Köln sei und daher die Fachkommission nach dem Vorbild eines karnevalistischen „Elferrats" elf Mitglieder zähle.

Gesetz geprüft werden könne. Am 1. August 2019 wurden die RP offiziell veröffentlicht (FK 2019, S. 1).

Genaueres sucht man in den RP vergebens; man erfährt weder, wie die kleineren Arbeitsgruppen zusammengesetzt waren, was sie wie beratschlagten und zu Papier brachten, noch wer sich hinter den „unterschiedlichen Seiten" (FK 2019, S. 6) verbarg, die Vorschläge einbrachten.

Grundlage für die Arbeit der FK waren die auf S. 31 genannte Literatur, die Literatur, die zusätzlich in der Fußnote 1 auf Seite 15 genannt wurde, das PflBG und die PflAPrV, vor allem die Anhänge 1 – 4, in denen die Kompetenzen, die die Auszubildenden erwerben sollen, benannt werden. Vier der elf Mitglieder der FK waren schon an der Erstellung der PflAPrV nebst Anlage 1 beteiligt, wie aus einem Schreiben von Hundeborn et al. an die Bundeskanzlerin Merkel vom 11. November 2016 hervorgeht (Hundeborn 2016, S. 1), haben sich also selbst die Vorlage geliefert.

Fazit: die überstürzte Arbeitsweise bei der Erstellung der RP haben weder den Mitgliedern der FK, noch den RP selbst gutgetan. In den RP beklagen sich nämlich die Mitglieder der FK über ein „enormes Arbeitspensum" (FK 2019, S. 6). Gut Ding braucht Weile und ein bisschen mehr Bearbeitungszeit hätte das Dokument ausreichend reifen lassen. Wieso war plötzlich so viel Eile geboten, wo man doch zuvor sich bei der Gesetzgebung derart viel Zeit gelassen hat? Die RP sind nicht nur formal uneinheitlich und unübersichtlich gestaltet, es enthält auch schwer zugängliche Auflistungen von sehr unterschiedlichen Kompetenzen. Einige didaktische Ideen wurden nicht ausreichend ausgearbeitet, so dass es erst zusätzlicher Fortbildungen und Dokumente bedarf, damit der Anwender überhaupt versteht, worauf die Experten hinauswollen. Die Einteilung in curriculare Einheiten (CE) ist völlig willkürlich und man hätte genauso gut 20 CE schaffen können. Der tiefere Sinn einer CE, den Gesamtstoff übersichtlich zu strukturieren und handhabbar zu machen, wurde verfehlt.

1.3 Pädagogische Orientierung bzw. didaktisch-methodische Gestaltung der generalistischen Pflegeausbildung

Folgende didaktischen Konzepte bilden den Kern der RP:

- Kompetenzorientierung
- „Entwicklungslogik" bzw. spiralförmiges Curriculum
- damit eng verbunden die Handlungsorientierung als Sonderform der Situationsorientierung
- Pflegeprozess als Grundstruktur
- vorbehaltene Tätigkeiten

Schauen wir uns diese didaktischen Kernstücke der RP mal der Reihe nach an:

Kompetenzorientierung: Die Zeiten, in der man mit drei oder vier Kompetenzen durchs pflegerische Berufsleben gelangte, sind nun wohl endgültig vorbei. Lauber hatte noch 2012 die berufliche Handlungskompetenz in drei Kompetenzen zerlegt, die Fach- und Methodenkompetenz, die Sozialkompetenz und die personale Kompetenz (vgl. Lauber 2012, zit. n. Schewior-Popp 2017, S. 40). Nun aber bestimmen die Anlagen 1 – 4 der PflAPrV die Kompetenzen, die die Lernenden im Laufe ihrer Ausbildung erwerben sollen. Laut PflAPrV sollen die SuS bis zur Zwischenprüfung nach zwei Ausbildungsdritteln 78 Kompetenzen erworben haben (Anlage 1); die Pflegefachpersonen sollen über 84 Kompetenzen verfügen (Anlage 2) und die Gesundheits- und Kinderkrankenpfleger/innen sowie die Altenpfleger/innen über jeweils 85 Kompetenzen (Anlage 3 & 4). Dabei sind die Kompetenzen so formuliert, so dass man sie auch als Zielsetzungen verwenden könnte. Die Kompetenzen aus den Anlagen der PflAPrV tauchen in den RP wieder auf, und zwar zugeordnet zu den curricularen Einheiten, zu denen sie thematisch passen. Überdies wurden in der PflAPrV die Kompetenzen fünf „Kompetenzbereichen" subsummiert, also Gruppen von Verhaltensdispositionen, von denen man bisher auch noch nie gehört hat: „I. Pflegeprozesse und Pflegediagnostik in akuten und dauerhaften Pflegesituationen verantwortlich planen, organisieren, gestalten, durchführen, steuern und evaluieren. (…) II. Kommunikation und Beratung personen- und situationsbezogen gestalten. (…) III. Intra- und interprofessionelles Handeln in unterschiedlichen systemischen Kontexten verantwortlich gestalten und mitgestalten. (…) IV. Das eigene Handeln auf der Grundlage von Gesetzen, Verordnungen und ethischen Leitlinien reflektieren und begründen. (…) V. Das eigene Handeln auf der Grundlage von wissenschaftlichen Erkenntnissen und berufsethischen Werthaltungen und Einstellungen reflektieren und begründen." (Anlage 6, PflAPrV)

Kompetenz wird als „Handlungsvoraussetzung des Einzelnen" (FK 2019, S. 10) im Verborgenen definiert, das sich in der Performanz zeigen kann, aber nicht zeigen muss; dies wirkt wie das bekannte Eisbergmodell, gemäß dem man auf der hohen See nur die Spitze eines Eisbergs mit bloßem Auge erkennt, nicht aber den größeren Teil des Berges, der sich unterhalb des Meeresspiegels befindet. Welchen Mehrwert aber eine Schaumvokabel wie „Performanz" mit sich bringt, also ein Begriff, den man im philosophischen Diskurs gelegentlich hört und der zugleich an experimentelles Off-Theater denken lässt, und die Autor/innen nicht anstatt dessen die Begriffe Handlung, Aktivität oder Anwendung benutzen, wird theoretisch nicht hergeleitet.

„Entwicklungslogik" bzw. spiralförmiges Curriculum: Auffällig ist, dass die Auszubildenden innerhalb von zwei Ausbildungsdritteln bereits 78 Kompetenzen erwerben konnten, also durchschnittlich pro Ausbildungsdrittel 39 Kompetenzen, dann im letzten Ausbildungsdrittel aber nur noch sechs weitere Kompetenzen erlangen müssen. Die Idee des den RP zu Grunde liegende Kompetenzniveaumodell ist aber, das vorhandene Kompetenzen wachsen können; nicht nur die Menge an Kompetenzen wird also mehr, sondern auch die Kompetenzen selbst werden ausgebaut. Die Kompetenz wird in sich „verkomplizierenden Kontextfaktoren" (FK 2019, S. 15) erweitert; im Ausbildungsverlauf werden die Anforderungen an den Auszubildenden von leicht über mittel bis schwer allmählich angezogen. Acht von elf CE erstrecken sich über die gesamte Ausbildung und so wird in der Beschreibung der CE zwischen zwei Kompetenzniveaus unterschieden, also das Kompetenzniveau, das nach zwei Ausbildungsdritteln und das Kompetenzniveau, das am Ende der Ausbildung mit dem Examen erlangt sein soll. Entgegen der gängigen dualen Vorstellung von Kompetenz, dass jemand also entweder kompetent oder inkompetent ist, so wie eben auch ein OP-Instrument nicht ein bisschen steril sein kann, sondern entweder steril oder unsteril ist (definiert nach dem Grad an noch vorhanden Restkeimen), so wird in den RP ein fluides Kompetenzniveaumodell angewandt: „Die in der Ausbildung zu erwerbenden und zu entwickelnden Kompetenzen werden als komplexe Konstrukte verstanden, die sich dynamisch über den Ausbildungsprozess und den Berufsverlauf weiterentwickeln." (FK 2019, S. 9 f.) Die Entwicklungslogik entspräche dem „spiral-förmigen Aufbau der Rahmenlehrpläne" (FK 2019, S. 16). Spiralförmig ist ein Curriculum dann, wenn im Ausbildungsverlauf Themen mit zunehmenden Komplexitätsgrad wiederkehren.

Handlungsorientierung als Sonderform der Situationsorientierung: Ewers und Slotala bezeichnen die Handlungsorientierung als eine Variante der Situationsorientierung (vgl. Slotala, Ewers 2011, S. 48). Handlungsorientierung zu erlangen, heißt, dass die „Bereitschaft und die Befähigungen aufgebaut werden, die für ein professionelles Pflegehandeln in Pflegesituationen sowie für die eigene fachliche und persönliche Weiterentwicklung erforderlich sind" (FK 2019, S. 8). Der Unterricht soll sich auf Situationen aus der Pflegepraxis beziehen, die typisch für die Pflege sind und wiederkehren (vgl. FK 2019, S. 11). Zur besseren Verdeutlichung dieser Vorgehensweise hätte die FK ein Beispiel anführen sollen und auch mitteilen sollen, wie tragfähig das Beispiel sein soll. Soll sich die ganze CE oder nur eine Unterrichtsreihe daraus ableiten? Und was ist überhaupt eine „Situation"? Erst der Besuch eines spezifischen Forums auf einer Fachtagung „Leinen los! Auf in die neue Pflegeausbildung" des NEKSA-Projektes am 27. und 28. Februar 2020 in Cottbus brachte hier Aufklärung. In einem Forum wurde eine Situation vorgestellt, die Ausgang für eine Unterrichtsreihe sein könnte, um die Pflegeschüler/innen für den Pflichteinsatz in der psychiatrischen Versorgung vorzubereiten. Die Situation war von einer Schülerin der Gesundheits- und Krankenpflege berichtet worden; ein schizophrener Patient hat die Schülerin bei ihrem ersten Tag des Psychiatrieeinsatzes körperlich angegriffen. An die Situationsbeschreibung kann sich Unterricht zu vielen verschiedenen Themen anschließen: Aufgaben von Auszubildenden in der Psychiatrie, Konzept der offenen Psychiatrie, Kontaktgestaltung mit Menschen mit psychischen Erkrankungen, Personenzentrierte Gesprächsführung, Entscheidungsfindungsprozesse zur Fixierung – Ablauf, rechtliche Situation, Leitlinien zu freiheitseinschränkenden Maßnahmen, aktuelle pflegewissenschaftliche Studien dazu, Safewards Modell nach Len Bowers, ggf. Coolout-Phänomen nach Karin Kersting, Formen von Gewalt/körperliche Angriffe aufgrund einer psychischen Erkrankung, Interventionen zur Vermeidung von Gewalt (vgl. Brode et al. 2020, S. 4 - 7). Insgesamt sollen 60 % des Unterrichts der gesamten Ausbildung von Situationen ausgehen[3]. Mit „Situationen" sind also Fallbeispiele gemeint, wobei auch Fallbeispiele aus der Perspektive der Pflegeempfänger verwendet werden können, damit die SuS einen Perspektivwechsel vornehmen können[4].

Pflegeprozess als Grundstruktur: Der Pflegeprozess ist das einzige Kernelement der RP, der schon lange als Grundstruktur in der Pflege im Allgemeinen und in der Pflegeausbildung im Speziellen präsent ist. Im Standardlehrbuch der Pflegeausbildung „Thiemes Pflege" wird der Pflegeprozess auf die Autorinnen Yura und Walsh zurückgeführt, die bereits 1960 ein Drei-Schritt-Modell formuliert haben, das aus Einschätzung des Pflegebedarfs des Klienten, Pflegeplanung und Durchführung bestand (vgl. Schewior-Popp et al. 2017, S. 11); dies wurde 1979 von der WHO aufgegriffen und um den vierten Schritt der Erfolgskontrolle und des Feedbacks

---

[3] Diese Zahl wurde von den Referentinnen Brode, Rilling und Schernig im Forum 10 bei der Fachtagung „Leinen los" in Cottbus am 28. Februar 2020 genannt.
[4] Die gleiche Quelle wie bei der vorherigen Fußnote.

ergänzt (vgl. a. a. O.) Unschwer zu erkennen ist, dass dieses Modell ohne Quellenangabe vom Qualitätsmanagement der Industrie übernommen wurde, denn der Demingkreis oder auch das Deming-Rad, der Shewhart Cycle bzw. der Plan-Do-Check-Act-Zyklus weisen eine erstaunliche Ähnlichkeit mit dem Regelkreis der Pflege auf. Die beiden Schweizerinnen Fiechter und Meier ergänzten den Pflegeprozess um zwei weitere Schritte; sie teilten den ersten Schritt in 1. Informationssammlung und 2. Erkennen von Problemen und Ressourcen des Patienten auf und stellten der Planung der Pflegemaßnahmen noch die Festlegung der Pflegeziele voran (vgl. Fiechter, Meier 1992, S. 30).

Vorbehaltene Tätigkeiten: Die FK bezieht sich hier auf das zu Grunde liegende Gesetz, denn § 4 Absatz 2 PflBG bestimmt folgende Tätigkeiten als einzig und allein den Pflegefachpersonen vorbehalten. Im Folgenden wird das Gesetz direkt zitiert, da das Gesetzeszitat in den RP einen Fehler aufweist: „1. die Erhebung und Feststellung des individuellen Pflegebedarfs (…) 2. die Organisation, Gestaltung und Steuerung des Pflegeprozesses (…) sowie 3. die Analyse, Evaluation, Sicherung und Entwicklung der Qualität der Pflege". Im RP wurde nach „Erhebung und Feststellung des individuellen Pflegebedarfs noch „und der Planung der Pflege" hinzugefügt, das aber in § 4 nicht, wohl aber in „§ 5 Ausbildungsziel" enthalten ist.

Um hier Klarheit zu erlangen, ist Rückgriff auf rechtskundige Expertise vonnöten. Der auf Pflegethemen spezialisierte Jurist Gerhard Igl schreibt, dass bisher nur Hebammen und Medizinisch-Technische Assistenten ihnen vorbehaltene Tätigkeiten ausführen. Aber das Bundesverfassungsgericht hat entschieden, dass vorbehaltene Tätigkeiten nicht das „gesamte berufliche Betätigungsfeld ausmachen (…) sondern nur einen eng abgrenzbaren Bereich" (Igl 2017, S. 862). Die im vorherigen Abschnitt genannten Tätigkeiten gelten als „absolut wirkende Vorbehalte" (a. a. O.). Ein Arbeitgeber darf solche Tätigkeiten nicht an Dritte übertragen oder es dulden, das Dritte diese Tätigkeiten durchführen (vgl. Igl 2017, S. 862). „Verstöße gegen § 4 PflBG sind als Ordnungswidrigkeit mit Bußgeld bewehrt (§57 PflBG)." (Igl 2017, S. 862) Nun zu dem fehlerhaften Gesetzeszitat in den RP: Igl ist aufgefallen, dass bei der Anknüpfung von § 4 an § 5 es zu einer Auslassung kam: „Während bei den Bezugnahmen auf die zitierten Ausbildungsziele in Nrn. 2 und 3 der vollständige Text des jeweiligen Ausbildungsziels übernommen worden ist, ist das in Nr. 1 nicht der Fall. Hier fehlt die Bezugnahme auf die in § 5 Abs. 3 Nr. 1 a) PflBG zusätzlich aufgeführte Planung der Pflege". (Igl 2017, S. 862) Igl überlegt, ob die Auslassung in § 4 nicht „unschädlich" sein könnte, weil im Pflegeprozess die Planung implizite Voraussetzung ist (vgl. Igl 2017, S. 862). Es bliebe aber dennoch Unklarheit vorhanden,

„der angesichts der verfassungsrechtlichen Anforderungen an eine genaue Definition der vorbehaltenen Tätigkeiten problematisch ist" (Igl 2017, S. 862).

Ein weiteres Problem stellen die vorbehaltenen Tätigkeiten bei den beiden Spezialisierungen in der neuen Pflegeausbildung dar. Haben die Gesundheits- und Kinderkrankenpfleger und Altenpfleger einen Tätigkeitsvorbehalt bei Patienten aller Altersstufen oder nur bezogen auf ihr spezifisches Klientel (vgl. Igl 2017, S. 862)? Hier kann man auch bei der Umsetzung der RP auf Probleme stoßen, solange solche Probleme, die vielleicht auch nur juristische Spitzfindigkeiten sein könnten, gesetzlich nicht geklärt sind.

Einschätzender Kommentar: Das Wort „Entwicklungslogik" ist, bezogen auf die Beschreibung der Veränderung von menschlichem Vermögen, ein Monsterwort, da es von einem Fortschrittsglauben beseelt ist, der eine progressive Optimierung des Menschen voraussetzt, zu dem er weder allgemein befähigt, noch per se willig ist. Brüche, Diskontinuitäten, Wechsel, Veränderung, auch Vergesslichkeit, Fehlen von Routine, Stolpern und Fallen, alles das stört das „logische" und stete Fortschreiten der Entwicklung einer Person; Kompetenzen verlieren sich auch zuweilen, wenn es z. B. an Routine fehlt; das ist auch in dem Hinblick interessant, dass die Auszubildenden regelmäßig den praktischen Einsatzort wechseln. Wer beispielsweise Jahre keinen Blasenverweilkatheter legen musste, wird Schwierigkeiten haben, den genauen Ablauf zu reaktivieren und muss erhebliche Anstrengung auf sich nehmen, sein Wissen aufzufrischen; insofern kann man eigentlich nur bei „Pflegerobotern" noch von „Entwicklungslogik" sprechen, wenn man sie so programmieren kann, dass sie auch sukzessive dazulernen.

1.4 Art und Ausmaß der Festlegungen und deren Begründungszusammenhang

Es handelt sich bei dem vorliegenden Dokument um Rahmenlehrpläne. Diese „sind relativ offen gestaltet und lassen innerhalb des gesteckten Rahmens Spielraum für die weitere Ausgestaltung auf Landesebene durch entsprechende Lehrpläne" (Hatziliadis 2016, S. 29). Rahmenlehrpläne werden zuweilen auch als Rahmenrichtlinien bezeichnet (Vgl. Hatziliadis 2016, S. 29). Rahmenrichtlinien ersetzten Anfang der 1970er Jahre entsprechend der Vorschläge des Deutschen Bildungsrates die bis dahin geltenden Lehrpläne (vgl. Lexikonred. d. Bibliograph. Inst. 1983b, S. 61).

Folgerichtig heißt es auch in den RP: „Auf der Basis der vorliegenden Empfehlungen der FK bzw. länderspezifisch verbindlicher Lehrpläne entwickeln die Pflegeschulen schulinterne

Curricula (§ 6 Abs. 2 PflBG)." (FK 2019, S. 28) Die RP umfassen auch Rahmenausbildungspläne für die praktische Ausbildung. Üblicherweise unterliegen Rahmenausbildungspläne den Bestimmungen des Berufsbildungsgesetz (BBIG). Obschon die Pflegeausbildung vom Aufbau einer dualen Berufsausbildung ähnelt, wird sie aber trotzdem nicht vom BBIG reguliert, sondern vom PflBG.

In einer weiteren Passage der RP wird noch mal ihr empfehlender Charakter hervorgehoben: „Erstmals in der Reformgeschichte der Pflegeausbildungen sind zur nachhaltigen Umsetzung der Reformansprüche gemäß § 53 PflBG bundeseinheitliche RP mit empfehlender Wirkung erarbeitet worden. Sie dienen den Pflegeschulen und den Trägern der praktischen Ausbildung als Orientierungshilfen für die Entwicklung der schulinternen Curricula einerseits und der Ausbildungspläne andererseits. Auch für die Länder stellen sie eine Orientierung dar, ohne jedoch in deren Durchführungszuständigkeit einzugreifen." (FK 2019, S. 5) Bildung ist in der föderalen Struktur der BRD Ländersache und letztendlich könnten sich die Bundesländer verbeten, vom Bund in Bildungsfragen reglementiert zu werden. Aber nicht ohne Grund wurden erstmalig in der Geschichte der allgemeinen Pflegeausbildung bundeseinheitliche RP erlassen, denn diese sollen „die qualitative und bundesweit einheitliche inhaltliche Ausgestaltung der beruflichen Pflegeausbildung" (Igl 2019, S. 290, zit. n. FK 2019, S. 5) unterstützen. Hier scheinen unterschiedliche Ansprüche mit einander zu konfligieren, denn wenn man eine bundeseinheitliche inhaltliche Ausgestaltung der beruflichen Pflegeausbildung haben möchte, dann müssen die Länder notgedrungen zurückstecken. Klarer drücken sich Co-Autoren der RP in einem Artikel in der Pflegezeitschrift „Die Schwester/Der Pfleger" aus: „Auch wenn die RP nur empfehlende Wirkung haben, so werden damit doch Standards postuliert, die nicht ignoriert werden können." (Darmann-Finck, Hundeborn 2019: S. 70) Dann folgt aber, weniger selbstbewusst, ein eher ungewisser Kommentar: „Wie die Länder mit den Empfehlungen umgehen und ob diese tatsächlich die Funktion entfalten können, zu einer stärkeren Vereinheitlichung der Pflegeausbildungen über die verschiedenen Bundesländer hinweg zu gelangen, wird sich noch zeigen müssen." (a. a. O.)

1.5 Organisation der generalistischen Pflegeausbildung

Die RP listen elf CE auf. Die ersten drei CE sollen im ersten Ausbildungsdrittel absolviert werden und dienen der Orientierung und der Reflexion der ersten Erfahrungen. Die restlichen acht CE erstrecken sich über alle drei Ausbildungsdrittel. Fünf CE beziehen sich auf die Vor-

und Nachbereitung von Praxiseinsätzen; dazu gehören neben den 3 CE, die nur im ersten Halbjahr der Ausbildung absolviert werden, „die curriculare Einheiten 10 (Pflichteinsatz in der pädiatrischen Versorgung) und 11 (Pflichteinsatz in der psychiatrischen Versorgung)" (FK 2019, S. 22).

Die praktischen Einsätze variieren je nach gewähltem Schwerpunkt. Sehen Sie hierzu Tab 2.

Pflegefachfrau	Gesundheits- und Kinderkrankenpfleger/in	Altenpfleger/in
Orientierungseinsatz im ersten Ausbildungsdrittel 400 bis 460 Stunden		
Einsätze im ersten Ausbildungsdrittel im Rahmen der Pflichteinsätze in den drei allgemeinen Versorgungsbereichen		
Einsätze im zweiten Ausbildungsdrittel im Rahmen der Pflichteinsätze in den drei allgemeinen Versorgungsbereichen; Pädiatrie 60 bis 120 Stunden		
Pflichteinsatz in der psychiatrischen Versorgung im letzten Ausbildungsdrittel 120 Std.	Pflichteinsatz in der kinder- und jugendpsychiatrischen Versorgung im letzten Ausbildungsdrittel 120 Std.	Pflichteinsatz in der gerontopsychiatrischen Versorgung im letzten Ausbildungsdrittel 120 Std.
Vertiefungseinsatz im dritten Ausbildungsdrittel für den Ausbildungsabschluss zur Pflegefachfrau/zum Pflegefachmann	Vertiefungseinsatz im dritten Ausbildungsdrittel für den Ausbildungsabschluss zur Gesundheits- und Kinderkrankenpfleger/in	Vertiefungseinsatz im dritten Ausbildungsdrittel für den Ausbildungsabschluss zur Altenpfleger/in

Tab. 2: Einsätze im Rahmen der praktischen Ausbildung

Stundenverteilung: Anlage 2 der RP bestimmt für die *theoretische und praktische Ausbildung* die Verteilung der Stunden auf die curricularen Einheiten je nach Ausbildungsdrittel und je nach Spezialisierung.

Die Verteilung der Stunden im *praktischen Teil der Ausbildung* wird in Anlage 7 PflAPrV geregelt und in den RP mit drei Ausnahmen nicht aufgegriffen. Die FK argumentiert in Anlage 1 dazu, dass ein „differenzierter Nachweis von Stundenzahlen (…) wenn überhaupt – erst im Rahmen schulinterner Curriculumentwicklung sinnvoll" (FK 2019, S. 323) sei.

Der Pflichteinsatz schließt im Verlauf der Praxisausbildung an den Orientierungssatz an, kann zusammenhängend oder in mehrere Abschnitte unterteilt an einem oder mehreren Einsatzorten durchgeführt werden (vgl. FK 2019, S. 252).

Die RP werden spätestens nach 5 Jahren einer Revision unterzogen (FK 2019, S. 6).

1.6 Zusammenfassende Bewertung der pädagogischen Orientierungsfunktion der RP

Die Rahmenlehrpläne der FK nach § 53 des PflBG sind nicht die ersten RP auf Bundesebene. Für die Altenpflege hatte das Kuratorium Deutsche Altershilfe 2002 ebenfalls einen Text herausgegeben, der „Bundeseinheitliche Altenpflegeausbildung" betitelt war, vom Charakter her einem Rahmenlehrplan glich und ebenso wie der vorliegende Rahmenlehrplan empfehlenden Charakter hatte (vgl. Sowinski, Behr 2002, S. 5). Ansonsten gab es, der föderalen Organisation des Bildungswesens entsprechend, Rahmenlehrpläne für die Ausbildung zum Gesundheits- und Krankenpfleger nur auf Landesebene. Neu ist also an den RPn zweierlei:

I. Die FK, die diese RP erstellt und weitere Aufgaben erledigt, wird vom Bund finanziert: „Erstmals setzen die Ministerien BMG und BMFSFJ auch eine vom Bund finanzierte FK aus Pflegeexperten ein, die für die Erarbeitung eines Rahmenlehrplans und Rahmenausbildungsplans sowie für weitere Projekte im Rahmen der generalistischen Pflegeausbildung berufen wurden (§ 53 PflBG). Die Arbeit dieser Kommission ist auf 5 Jahre geplant (§§ 53, 54 PflBG)." (Mamerow 2018, S. 39 f.)

II. Die „Rahmenpläne der FK nach § 53 PflBG" übersteigen den Umfang bisher vorhandener „Rahmenlehrpläne". Einen ähnlichen Umfang hat nur der für Österreich gültige Rahmenplan „Offenes Curriculum Allgemeine Gesundheits- und Krankenpflege".

Die RP greifen wie bisher keine anderen RP in der Pflege detailliert ins Unterrichtsgeschehen ein; Konsequenz ist einerseits, dass der Spielraum für die Unterrichtsgestaltung für den

Lehrenden beschränkt wird (zum Vergleich: die Berliner Handreichung für die Altenpflege umfasste gerade mal 16 Seiten mit Formulierungen, die man sehr weit auslegen konnte); andererseits sorgen RP dieserart für eine bisher in der Pflegeausbildung nicht bekannte Klarheit der Ausbildungsinhalte; dies wird dazu führen, dass von Flensburg bis nach Berchtesgaden die Pflegeausbildung sehr viel einheitlicher sein wird als je zuvor. Bisher hatten die Pflegeschulen sehr viel Gestaltungsfreiraum und es machte einen Unterschied, an welcher Schule, in welchem Land und an welcher Einrichtung der Pflegende seine Ausbildung absolviert hatte.

Der Autor dieser Dokumentenanalyse besuchte am 27. und 28. Februar 2020 an der BTU Cottbus eine vom NEKSA-Projekt veranstaltete Fachtagung, die „Leinen los – Auf in die neue Pflegeausbildung" betitelt war. Das NEKSA-Projekt dient u. a. der Unterstützung der Pflegeschulen Brandenburgs bei der curricularen Umsetzung der RP. Auf der Fachtagung wurde deutlich, dass die Pflegeschulen, die von diesem und anderen RP ihre Schulcurricula ableiten wollen, zusätzlich zu den RP sehr viele Zusatzinformationen benötigen, da in den RP weder plastisch herausgestellt wird, dass die Lernsituationen, also reale Fallbeispiele aus der Pflegepraxis, Ausgangslage und Aufhänger für einen Großteil des Unterrichtes sein sollen, noch wie man dies genau umsetzen kann. Hierzu bedarf es zusätzlicher Veranstaltungen und weiterführender Dokumente. Es ist bezeichnend, dass z. B. das NEKSA-Projekt musterhafte Lernsituationen herausgibt, denn so genau geht die Umsetzung aus den RP nicht hervor.

2. Interprofessionalität

2.1 Relevanz der Interprofessionalität in der Pflege

In einer Broschüre der WHO wird Interprofessionalität folgendermaßen definiert: „Inter-professional education occurs when students from two or more professions learn about, from and with each other to enable effective collaboration and improve health outcomes." (WHO 2010, S. 7) Während Ewers und Walkenhorst beobachtet haben, dass das Thema Interprofessi-onalität in den letzten Jahren in besonderem Maße in den Fokus gelangt sei (vgl. Ewers, Wal-kenhorst 2019, S. 20), so ist Interprofessionalität eigentlich nichts Neues, auch wenn sie, zu anderer Zeit, ggf. am anderen Ort anders bezeichnet wurde. Zum Beispiel schrieben die beiden Schweizer Pflegewissenschaftlerinnen Fiechter und Meyer 1992 von „Gruppenrapporten und interdisziplinären Besprechungen" (Fiechter, Meyer 1992, S. 9). In den wichtigen Pflegelehr-büchern „Altenpflege in Lernfeldern", „I care", „Menschen pflegen", „Thiemes Pflege", „Thie-mes Altenpflege", „Pflege heute", „Leitfaden Altenpflege" und „Altenpflege heute" taucht die Interprofessionalität im Sachregister nicht auf. In den Expertenstandards allerdings finden sich Hinweise auf die Zusammenarbeit mit anderen Berufsgruppen. So wird im Expertenstandard Ernährung z. B. folgendes postuliert: „Die Pflegefachkraft koordiniert auf Grundlage der Ver-fahrensregelung in enger Kooperation mit anderen beteiligten Berufsgruppen Maßnahmen mit dem Ziel eines individuell angepassten Ernährungsmanagements" (DNQP 2017, S. 21).

Der Autor ist mit Unterbrechungen seit 1988 in der Pflege tätig und daher brauchen keine wissenschaftlichen Studien bemüht werden, um die Relevanz der Interprofessionalität für die Pflege zu eruieren, denn aus der persönlichen Erfahrung tritt deutlich hervor, dass die Pflegen-den sowohl in der stationären, als auch in der ambulanten Pflege häufig mit anderen Professio-nen zusammenarbeiten müssen und zuweilen auch wollen. Hier nur einige Beispiele aus dem Alltag einer Seniorenresidenz: Begleitung von Arztvisiten, Telefonate mit den Arztpraxen, Be-stellung von Rezepten, Organisation einer Physiotherapie für den Bewohner, Lieferung einer Urinprobe zum Urologen, Gespräch mit einer Logopädin über das Krankheitsbild eines Bewoh-ners, Abstimmung der Betreuung der Bewohner/innen mit den Ergotherapeuten und Betreu-ungsassistenten, Fortbildungen bei Apothekerinnen, Austausch mit Diätassistenten etc.

Die Zusammenarbeit zwischen den Professionen erfolgt nicht immer auf Augenhöhe, da die Ärzte und Ärztinnen im Vergleich zu den Pfleger/innen über eine höherwertige Qualifika-tion, nämlich einen universitären Abschluss, verfügen und aus der Tradition heraus den Pfle-genden übergeordnet sind. Nicht nur die Pflegenden werden im deutschen Gesundheitssystem

„dauerhaft auf die Rolle unselbstständiger Zuarbeiter für die dominante Profession" (Döhler 1997, S. 221, zit. n. Ewers, Schaeffer 2019, S. 63) reduziert.

2.2 Interprofessionalität in den RP

Insgesamt bestehen die RP aus 81.716 Worten; 154 x taucht darin das Wort „interprofessionell" in verschiedenen Beugungen auf. Die Kompetenzbereiche wurden mit Bezug auf den „ökologischen Ansatz von Bronfenbrenner" (FK 2019, S. 18) bestimmt. Für die Frage nach der Interprofessionalität ist der Kompetenzbereich III relevant, der die Mesobene adressiert (vgl. FK 2019, S. 18). Die CE und die Beschreibungen der praktischen Einsätze enthalten jeweils Kompetenzen aus allen fünf Kompetenzbereichen, so dass Aussagen zur Interprofessionalität über die gesamten RP verstreut sind. Es folgt nun ein Versuch, die Aussagen zur Interprofessionalität zu strukturieren. Im Wesentlichen kristallisieren sich in Bezug auf Interprofessionalität fünf Kernthemen heraus: Zusammensetzung des interprofessionellen Teams, Rolle des Pflegeschülers, Potentiale, Probleme und Lösungen.

TEAMZUSAMMENSETZUNG: Das interprofessionelle Team hat gemäß der RP z. B. folgende Zusammensetzung: „Physio-/Ergotherapeut*innen, Logopäd*innen, Ärzt*innen, Sozialarbeiter*innen, Psycholog*innen, Psychiater*innen, Psychotherapeut*innen, Diätassistent*innen, Heilpädagog*innen" (FK 2019, S. 134).

ROLLE: Innerhalb des Teams nimmt der Pflegende die Rolle des Vermittlers und Fürsprechers des Patienten gegenüber den anderen Professionen ein (vgl. FK 2019, 140).

POTENZIALE: Die Mitarbeit des Pflegenden im Team erfolgt in zwei verschiedenen Weisen: das Einbringen und das Mitwirken. Einbringen insoweit, dass der/die Auszubildende Tätigkeiten ausführt, die nur ihm bzw. ihr vorbehalten sind, wie z. B. Bestimmung von „Pflegediagnosen und erforderlichen Behandlungskonsequenzen" (FK 2019, S. 85) und sich im Team mit seinem Fachwissen selbstbewusst positioniert (vgl. FK 2019, S. 128). Mitwirken insofern, dass der Auszubildende einen Anteil am gesamten Versorgungsprozess hat, der abgestimmt werden muss. Hier begegnen die SuS den anderen Gesundheitsprofessionen in einer „Diskursarena" (FK 2019, S. 67), die sich z. B. mit Gewalt in der Pflege befasst (vgl. FK 2019, S. 67), beteiligen sich „an der Evaluation von interprofessionellen Versorgungsprozessen im Hinblick auf Patientensicherheit und Partizipation" (FK 2019, S. 84), „wirken an Maßnahmen der Qualitätssicherung sowie -verbesserung mit, setzen sich für die Umsetzung evidenzbasierter und/oder

17

interprofessioneller Leitlinien und Standards ein und leisten so einen Beitrag zur Weiterentwicklung einrichtungsspezifischer Konzepte" (FK 2017, S. 86), „tragen in ethischen Dilemmasituationen mit Menschen aller Altersstufen oder ihren Bezugspersonen im interprofessionellen Gespräch zur gemeinsamen Entscheidungsfindung bei" (FK 2019, S. 109) gestalten den „interprofessionellen Rehabilitationsprozess" (FK 2019, S. 135) mit, wirken „an der Versorgung und Behandlung von Menschen aller Altersstufen mit" (FK 2019, 256) und sichern „Kontinuität an Schnittstellen" (FK 2019, 256), nehmen an „Fallbesprechungen im intra- und interdisziplinären Team teil" (FK 2019, 256), steuern „Prozesse sektorenübergreifend" (FK 2019, 291).

PROBLEME: Die Zusammenarbeit der Pflegeschüler/innen mit den anderen Gesundheitsprofessionen ist aber nicht immer problemlos und konfliktfrei. Die SuS sollen „interprofessionelle Konflikte" (FK 2019, S. 57) wahrnehmen und über „grundlegendes Wissen zu Ursachen, Deutungen und Handhabung" (FK 2019, S. 57) dieser Konflikte verfügen. Genauer gesagt, werden sie im interprofessionellen Team fremdbestimmte Anteile erleben, zuweilen das Gefühl haben, nicht ernst genommen zu werden (vgl. FK 2019, S. 134), und unsicher sein, den „professionellen pflegerischen Auftrag im interprofessionellen Team" zu finden (FK 2019, S. 134). Weiteres Konfliktpotenzial droht von „unterschiedlichen Vorstellungen im Hinblick auf Rehabilitationsziele" (FK 2019, S. 153). „Unklarheiten in der Aufgabenaufteilung und Konflikte an den Schnittstellen zwischen unterschiedlichen Aufgaben- und Versorgungsstrukturen" (FK 2019, S. 134) belasten auch den Pflegeschüler, der zuweilen Abgrenzung erlebt (vgl. FK 2019, S. 134).

LÖSUNGEN: Den anderen Professionen sollen die Schüler/innen auf Augenhöhe begegnen und mit ihnen in einen Aushandlungsprozess treten (vgl. FK 2019, 59), in Rollenspielen interprofessionelle Fallbesprechungen einüben (vgl. FK 2019, S. 91), und sie dann auf Video aufnehmen (vgl. FK 2019, S. 137), „in der interprofessionellen Kommunikation die verschiedenen Sichtweisen der beteiligten Berufsgruppen" (FK 2019, S. 129) reflektieren, eine „fallspezifische Analyse eines interprofessionellen Konflikts" (FK 2019, S. 138) durchführen und dem eine „gelungene interprofessionelle Fallbesprechung" (FK 2019, S. 139) entgegenstellen.

2.3 Vorschläge für die Revision der RP hinsichtlich der Interprofessionalität

Eine bessere Zusammenarbeit der Gesundheitsprofessionen, wie sie von gesundheitspolitischen Gremien gefordert wird, führt zu einer bedarfsgerechteren und ergebnisorientierteren Versorgung (vgl. SVR 2007, 2009, 2014, zit. n. Ewers, Walkenhorst 2019, S. 25). Doch die Optimierung der interprofessionellen Zusammenarbeit in der BRD kommt nur langsam voran, obwohl sich international „mittlerweile zahlreiche Anregungen für die Gestaltung interprofessioneller Bildungsangebote, für die Anpassung von Curricula, Bildungsprogrammen und der Lern- und Lehrpraxis in den diversen Gesundheitsprofessionen wie auch für die Gestaltung förderlicher Rahmenbedingungen und Regulationsmechanismen für eine kooperative Praxis" (Ewers, Walkenhorst 2019, S. 33) finden.

Als ein Hindernis „für interprofessionelles Lernen, Lehren und Arbeiten erweisen sich auch heterogene Approbations-, Ausbildungs- und Prüfungsverordnungen, Lehrpläne, Curricula und andere Ordnungsmittel" (Ewers, Schaeffer 2019, S. 59). Schwer wird es sein, „Begegnungsinseln" (Ewers, Schaeffer 2019, S. 59) für das gemeinschaftliche Lernen der verschiedenen Gesundheitsprofessionen in den vielgestaltigen Curricula einzufädeln (vgl. Ewers, Schaeffer, 2019, S. 60). Die Arbeitsweisen der verschiedenen Gesundheitsprofessionen seien im Idealfall teambasiert (vgl. Ewers, Schaeffer 2019, S. 62), „nicht-hierarchisch (...) gleichberechtigt und gleichrangig" (Ewers, Schaeffer 2019, S. 63).

Die Autor/inn(en) verschiedener RP unterschiedlicher Gesundheitsprofessionen sollten sich daher kurzschließen, vernetzen und die RP aufeinander abstimmen, so dass die Lernenden der verschiedenen Gesundheitsprofessionen bei Überschneidungen in den Lerninhalten auch gemeinschaftliche Lehrveranstaltungen besuchen. Beispiel wäre z. B. die Einübung in ethische Fallbesprechungen, die üblicherweise interprofessionell durchgeführt werden. Ferner sollten die verschiedenen Professionen vielmehr übereinander erfahren und lernen, Vorurteile abzubauen und besser miteinander umzugehen.

Literaturverzeichnis

Al-Abtah, Jallal et al. (2015): *I Care – Pflege*. Stuttgart: Thieme.

Andreae, Susanne et al. (2018): *Altenpflege in Lernfeldern*. Stuttgart: Thieme.

Ausbildungs- und Prüfungsverordnung für die Pflegeberufe (Pflegeberufe-Ausbildungs- und -Prüfungsverordnung – PflAPrV) vom 2. Oktober 2018.

Becker, Ursula et al. (2017): *Altenpflege heute. Lernbereiche I bis IV*. 3. Auflage. München: Elsevier.

Brode, Caterine; Rilling, Maria; Schernig, Katharina; Walter, Anja (2020): „Lernsituation für die Curriculare Einheit 11 im 3. AD: Menschen mit psychischen Gesundheitsproblemen und kognitiven Beeinträchtigungen personenzentriert und lebensweltbezogen unterstützen „Meine erste Erfahrung auf der Psychiatrie" „Hilfe! Es brennt!!"" Cottbus-Senftenberg: Brandenburgische Technische Universität. Online im Internet: https://www.yammer.com/pflegeausbildung/#/files/360326774784 (Zugriff nur nach Registrierung im „Yammer-Netzwerk") Zugriff: 04.03.2020

Deutsches Netzwerk für Qualitätsentwicklung in der Pflege (Hrsg.) (2017): *Expertenstandard Ernährungsmanagement zur Sicherung und Förderung der oralen Ernährung in der Pflege*. 1. Aktualisierung 2017. Osnabrück: DNQP.

Dudenredaktion (Hrsg.) (2005): *Duden – Das Bildwörterbuch. 6., neu bearbeitete und erweiterte Auflage*. Mannheim et al: Dudenverlag

Ewers, Michael; Schaeffer Doris (2019): „Interprofessionelles Lernen, Lehren und Arbeiten auf holprigen Wegen". In: Ewers, Michael; Paradis, Elise; Herinek, Doreen (Hrsg.): *Interprofessionelles Lernen, Lehren und Arbeiten. Gesundheits- und Sozialprofessionen auf dem Weg zu kooperativer Praxis*. Weinheim, Basel: Beltz Juventa. S. 55 – 69.

Ewers, Michael; Walkenhorst, Ursula (2019): „Interprofessionalität in den DACH-Ländern – eine Momentaufnahme". In: Ewers, Michael; Paradis, Elise; Herinek, Doreen (Hrsg.): *Interprofessionelles Lernen, Lehren und Arbeiten. Gesundheits- und Sozialprofessionen auf dem Weg zu kooperativer Praxis*. Weinheim, Basel: Beltz Juventa. S. 20 – 37.

Fachkommission nach Pflegeberufegesetz (2019): Rahmenpläne der Fachkommission nach § 53 PflBG. Online im Internet: https://www.bundesgesundheitsministerium.de/fileadmin/Dateien/3_Downloads/P/Pflegeberufegesetz/2019_pflgb_rahmenplaene-der-fachkommission.pdf, Zugriff: 02.03.2020

Fiechter, Verena; Meier, Martha (1992): *Pflegeplanung. Eine Anleitung für die Praxis.* Basel: Recom.

Hatziliadis, Myrofora (2016): „Grundlagen der Curriculumentwicklung". In: *Unterricht Pflege* 21/3, S. 28 - 31.

Heuwinkel-Otter, Nümann-Dulke, Anke; Matscheko, Norbert (Hrsg.) (2006/2007): *Menschen pflegen. 3 Bände.* Heidelberg: Springer.

Hundenborn, Gertrud et al. (2016): „Schreiben an die Bundeskanzlerin Angela Merkel vom 11. November 2016". Bremen, Bielefeld, Köln: ohne Verlag. Online im Internet:

https://www.ipp.uni-bremen.de/uploads/Downloads/Anschreiben_Bundskanzlerin_Merkel.pdf, Zugriff 03.03.2020

Igl, Gerhard (2017): „Das Gesetz zur Reform der Pflegeberufe – gelungene oder nur fast gelungene Reform der Pflegeberufe?" In: *Medizinrecht* 35. S. 859 – 863.

Igl, Gerhard (2019): *Gesetz über die Pflegeberufe (Pflegeberufegesetz - PflBG). Pflegeberufe-Ausbildungs- und -Prüfungsverordnung (PflAPrV), Pflegeberufe-Ausbildungsfinanzierungsverordnung (PflAFinV) Praxiskommentar.* 2., neu bearbeitete und erweiterte Auflage. Heidelberg: medhochzwei.

Köther, Ilka (Hrsg.) (2016): *Altenpflege.* 4. Auflage. Stuttgart: Thieme.

Kuhlich, Dagmar; Rau, Eberhard (Red.) (2006): *Altenpflege – Eine Handreichung.* Berlin: Senatsverwaltung für Bildung, Jugend und Sport.

Lauber, Annette (2012): *Grundlagen beruflicher Pflege.* 3. Auflage. Stuttgart: Thieme.

Lauster, Martina; Drescher, Anke; Wiederhold, Dagmar; Menche, Nicole (2014): *Pflege heute. Lehrbuch für Pflegeberufe.* 6., vollständig überarbeitete Auflage. München: Elsevier.

Lexikonred. d. Bibliograph. Inst. (Hrsg.) (1983a): *Meyers Großes Taschenlexikon: in 24. Bd. Band 10. Aktualisierte Neufassung.* Mannheim: Bibliographisches Institut.

Lexikonred. d. Bibliograph. Inst. (Hrsg.) (1983b): *Meyers Großes Taschenlexikon: in 24. Bd. Band 18. Aktualisierte Neufassung.* Mannheim: Bibliographisches Institut.

Mötzing, Gisela; Wurlitzer, Grit (2000): *Leitfaden Altenpflege. Begleitung, Betreuung, Beratung, Pflege, Rehabilitation.* 2. Auflage. München, Jena: Urban & Fischer.

Österreichisches Bundesinstitut für Gesundheitswesen (Hrsg.) (2003): *Offenes Curriculum Allgemeine Gesundheits- und Krankenpflege.* Wien: ÖBIG.

Pflegeberufegesetz vom 17. Juli 2017 (BGBl. I S. 2581), das zuletzt durch Artikel 3a des Gesetzes vom 13. Januar 2020 (BGBl. I S. 66) geändert worden ist

Poenicke, Klaus (1988): *Wie verfaßt man wissenschaftliche Arbeiten? Ein Leitfaden vom ersten Semester bis zur Promotion.* 2., neu bearbeitete Auflage. Mannheim, Wien, Zürich: Dudenverlag.

Schewior-Popp et al. (2017): *Thiemes Pflege. Das Lehrbuch für Pflegende in Ausbildung.* 13. Auflage. Stuttgart, New York: Thieme.

Slotala, Lukas; Ewers, Michael (2011): *Lehrplanentwicklung und Lehrplanimplementierung in der Gesundheits- und (Kinder-)Krankenpflege das Beispiel Baden-Württemberg.*

Berlin: Charité. Online Im Internet: http://www.ewers-ecc.de/PDFs_Texte/WP_11-01_Slotala_Ewers.pdf, Zugriff: 04.03.2020

WHO – World Health Organization (2010): *Framework for Action on Interprofessional Education & Collaborative Practice.* Geneva CH: WHO.

BEI GRIN MACHT SICH IHR WISSEN BEZAHLT

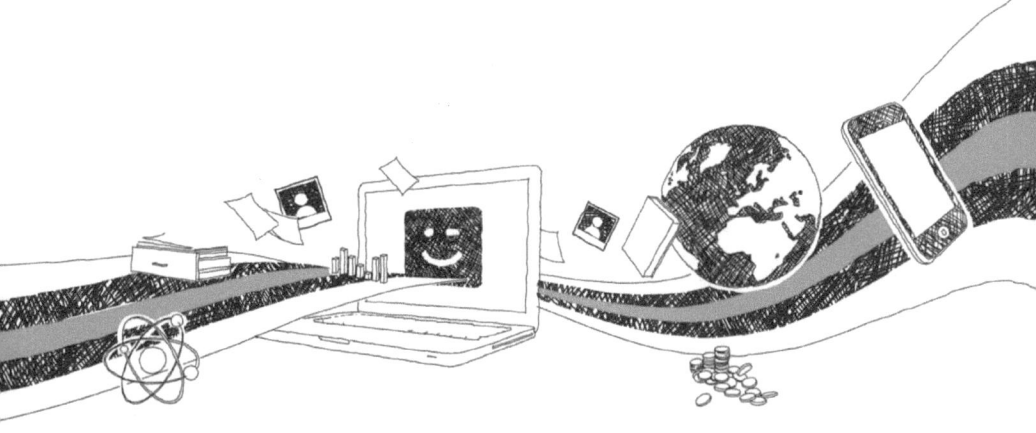

- Wir veröffentlichen Ihre Hausarbeit,
  Bachelor- und Masterarbeit

- Ihr eigenes eBook und Buch -
  weltweit in allen wichtigen Shops

- Verdienen Sie an jedem Verkauf

Jetzt bei www.GRIN.com hochladen und kostenlos publizieren

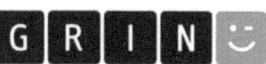